La Tuberculose

ganglio-pulmonaire

DANS LES ÉCOLES PARISIENNES

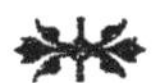

1906

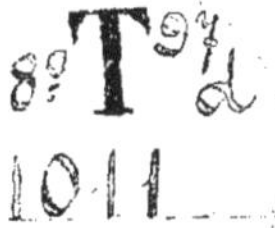

———

La Tuberculose

ganglio-pulmonaire

DANS LES ÉCOLES PARISIENNES

La Tuberculose ganglio-pulmonaire

DANS LES ÉCOLES PARISIENNES

PAR

M. le Prof. GRANCHER

ET

MM. les Drs MÉRY, agrégé de la Faculté; Louis GUINON, médecin de l'hôpital Trousseau; J. BOULLOCHE, AVIRAGNET, J. RENAULT, RIST, médecins des hôpitaux; VEILLON, médecin de l'hôpital Pasteur; ZUBER, J. HALLÉ, GUILLEMOT, TERRIEN, anciens chefs de clinique de l'hôpital des Enfants-Malades; BABONNEIX, ARMAND-DELILLE, chefs de clinique; VIGNALOU, WEILL-HALLÉ, anciens internes.

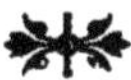

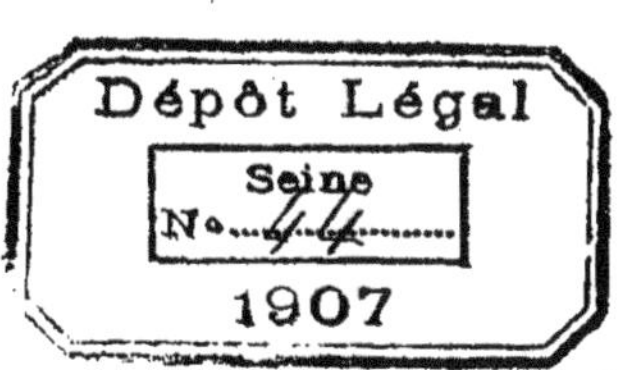

PARIS

IMPRIMERIE TYPOGRAPHIQUE JEAN GAINCHE

15, rue de Verneuil, 15

1906

LA

Tuberculose ganglio-pulmonaire

DANS LES ÉCOLES PARISIENNES

J'apporte à l'Académie, au nom de mes collaborateurs et en mon nom :

1° Le résultat des examens de 4226 garçons ou filles des écoles de Paris. Cet examen de dépistage, commencé le 28 novembre 1903, s'est poursuivi jusqu'à la fin de juin 1906;

2° Le résultat d'un traitement d'essai dans les deux écoles de la rue Blomet et de la rue des Volontaires (XVᵉ arrond.), sur 103 enfants, garçons et filles, pendant vingt-six mois;

3° Les conclusions de ce long effort continué pendant près de trois ans, conclusions que nous avons l'intention de soumettre au Conseil municipal de la Ville de Paris (1).

J'ai déjà communiqué à l'Académie, le 21 juin 1904, les examens faits dans nos écoles primaires du XVᵉ arrondissement sur 896 enfants, garçons et filles. Environ 15 % de ces enfants ont été reconnus malades, et, depuis cette date, suivis

____

(1) Les séances des écoles de la rue de l'Amiral-Roussin ont été suivies par MM. les Dʳˢ Doury, Butte et de Pradel, médecins inspecteurs du XVᵉ.

Quelques-uns des médecins inspecteurs des écoles du XVIIIᵉ arrondissement, invités par M. Méry, ont suivi les séances de l'école de la rue Championnet. Ce sont MM. les Dʳˢ Dutauzet, Raimondi, Huguenin, Cazaud, Dupont, Mme Héron de Villefosse.

M. le Dʳ Raimondi, inspecteur de l'école de l'impasse d'Oran, a assisté à presque toutes les séances, dans son école.

avec attention et soumis à un petit repas supplémentaire, pris à l'école (huile de foie de morue et poudre de viande).

Je donne un peu plus loin le résultat négatif de ce traitement.

I. — MÉTHODE D'EXAMEN.

Quelques mots sur la méthode employée pour le dépistage de la tuberculose.

Cette méthode est purement *médicale*, je veux dire qu'elle ne met en usage que les moyens classiques d'examen que tout médecin instruit doit connaître : l'inspection, la palpation, l'auscultation, la percussion.

Les procédés de laboratoire qui exigent des connaissances et des instruments spéciaux et qui sont souvent précieux pour le contrôle de l'examen médical, ne nous ont pas servi. Toutefois, la radioscopie, à qui nous avons demandé les renseignements qu'elle peut fournir, nous a paru très inférieure à l'auscultation pour le diagnostic de la première étape.

Le séro-diagnostic et le cyto-diagnostic, étudiés dans mon service de clinique, outre qu'ils ne sont pas toujours applicables, nous ont semblé, eux aussi, inférieurs à l'examen physique.

Quant à la tuberculinisation, dont il n'est pas certain qu'elle soit toujours inoffensive, elle est un réactif trop sensible pour être utilement employée à des usages pratiques.

Ceci dit, nous appliquons à l'examen des enfants des écoles la méthode et les procédés que j'ai fait connaître en 1882, et qui consistent essentiellement à ne pas attendre la réunion de tous les signes physiques de la première période classique pour faire le diagnostic de la tuberculose pulmonaire.

En effet, dans la tuberculose pulmonaire commune, c'est-à-dire 90 fois sur 100, ces signes apparaissent *l'un après l'autre, à de longs intervalles* et se superposent peu à peu, à mesure que les tubercules s'accumulent et que la maladie s'aggrave. Or, les signes physiques naissant toujours dans le même ordre, nous avons vu, mes élèves et moi, qu'en les recherchant avec soin, en les dépistant, on peut reconnaître et décrire *avant la première période de Laënnec* et des auteurs classiques, *trois étapes* où les lésions pulmonaires, aisément reconnaissables, permettent d'affirmer le *diagnostic*.

Le premier signe, qui précède tous les autres, et qui suffit à caractériser *la première étape*, est une altération de *l'inspiration*. Cette altération, localisée à l'un des sommets, quand elle est *fixe* et *permanente*, permet d'affirmer une lésion. Si, du reste, on étudie l'enfant porteur de cette anomalie, on reconnaît que sa santé générale est atteinte, et qu'il porte les indices révélateurs de la tuberculose, en dehors même de sa lésion pulmonaire. Il est généralement plus pâle que ses camarades, amaigri, il toussote et s'essouffle facilement, etc. Presque toujours des adénopathies du cou, des aisselles et des aines accompagnent ce trouble de l'inspiration.

Si cette anomalie, qui est le plus souvent une *inspiration affaiblie*, s'étend à tout un poumon, à tout le poumon droit par exemple, en avant et en arrière, nous l'interprétons comme le signe d'une adénopathie des ganglions intra-pulmonaires. La compression des vaisseaux, des nerfs et des bronches nous paraît être la cause de cette perturbation totale de la fonction d'un poumon, et, d'autre part, la persistance de ce symptôme parle en faveur de la tuberculose ganglionnaire.

La seconde étape a deux signes physiques : le même trouble inspiratoire dont je viens de parler et un peu de *bronchophonie*; car l'exagération des vibrations vocales est le second signe.

La troisième étape a trois signes physiques : inspiration anormale, bronchophonie, *légère submatité*.

Celle-ci, due aux mêmes causes que la bronchophonie, n'est perçue que plus tardivement et quand déjà la maladie a fait des progrès. Voilà pourquoi, à nos yeux, elle caractérise la troisième étape.

Quand l'expiration prolongée et surtout les craquements apparaissent, tous les signes de la première période de Laënnec sont réunis; mais il est déjà bien tard pour traiter

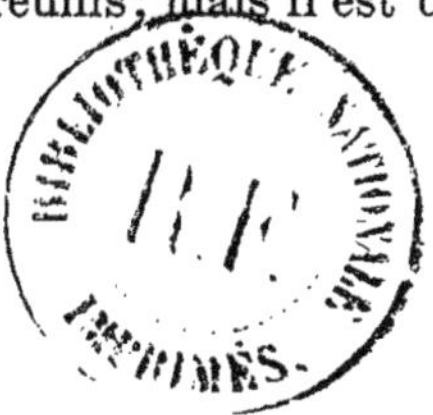

utilement la tuberculose pulmonaire, car l'élimination des bacilles, signe de la nécrose des poumons, est presque contemporaine de cette soi-disant première période.

Je crois devoir insister sur ce point, que mes collaborateurs et moi nous n'avons jamais tenu compte de signes douteux. Par exemple, pour classer un enfant parmi les tuberculeux de la *première étape* il faut que le trouble de l'inspiration pulmonaire soit très net, et que tous les médecins puissent le percevoir sans aucune hésitation. Sinon, l'examen de l'enfant est remis à une date ultérieure.

Dans ces conditions, les chiffres qui suivent sont plutôt des chiffres minima.

II. — MORBIDITÉ.

Nos examens ont porté sur quelques écoles de deux arrondissements, le XVe et le XVIIIe.

Les enfants reconnus sains, soit 84 à 85 %, n'ont été examinés qu'une fois. Au contraire, les enfants suspects ont été examinés d'abord à la rentrée en novembre, puis au mois de mars, l'année suivante, et j'ai fait un troisième examen, de contrôle, au mois de juin. Ce n'est qu'après ces trois examens constatant la persistance des signes morbides que l'enfant a été classé parmi les malades.

J'ai fait, en outre, au mois de juin dernier, conjointement avec mes collaborateurs, une revue spéciale de 103 enfants soumis depuis deux ans et demi à l'usage d'huile de foie de morue et de poudre de viande pris à l'école.

Ces études répétées, faites en commission médicale, mes collaborateurs n'étant jamais moins de trois à chaque séance, m'autorisent à dire que les chances d'erreur sont à peu près nulles.

Voici, par école et par arrondissement, le nombre de garçons et de filles que nous avons observés :

XVe Arrondissement

De novembre 1903 à juillet 1906.

Ecole de la rue Blomet (garçons)........	994
— — des Volontaires (filles)....	733
— — Amiral-Roussin (garçons).	514
— — — (filles)....	575

2816

De novembre 1905 à juillet 1906.

Ecole de la rue Blomet (garçons)	240	}	690
— — des Volontaires (filles)	180		
— — Amiral-Roussin (garçons)	120		
— — — (filles)	150		

XVIIIe Arrondissement
Année 1906.

Ecole de la rue Championnet (garçons)	450	}	720
— de l'impasse d'Oran (filles)	270		
Total	4226		
Garçons	2318		
Filles	1908		
	4226		

Les deux pourcentages extrêmes de morbidité ont été fournis par les garçons de la rue Blomet, chez lesquels nous avons trouvé 11,167 % d'enfants malades, et par les garçons de la rue Championnet qui comptent 19,55 % de tuberculeux. La moyenne des enfants malades dans les écoles de Paris est donc de 15 % environ.

Quant au degré de leur maladie, il est représenté pour le plus grand nombre par la première étape, c'est-à-dire par une altération fixe et persistante de l'inspiration à l'un des sommets, et le plus souvent par l'inspiration affaiblie au sommet droit. Au contraire, quand le sommet gauche est frappé le premier, l'inspiration y devient pathologique par sa rudesse et l'abaissement de sa tonalité.

Il est probable que des causes anatomiques, telles que la distribution des ganglions du hile dans le thorax et à la racine des bronches, sont la raison de ces différences rendues plus sensibles par le grand nombre d'enfants examinés.

M. Méry me donne, pour l'école de garçons de la rue Championnet (XVIIIe arrond.), les chiffres suivants :

Degré des lésions : 74 enfants sont à la première étape; 10 à la seconde; 3 à la troisième, et 1 seul suspect à la fois de lésions pulmonaires et de lésions cardiaques.

L'école de filles de l'impasse d'Oran (XVIIIe arrond.) a 32 enfants atteints à la première étape, 7 à la seconde, 5 à la troisième.

Il en est à peu près de même dans les écoles du XVe arrondissement, et la conséquence de ce fait ne manque pas de portée, car on peut en déduire que la plupart des enfants malades étant légèrement atteints, seraient facilement guéris, si l'on faisait un effort vigoureux en leur faveur.

Sur les 4226 enfants examinés nous n'avons trouvé que 3 enfants dont la tuberculose était ouverte et qui ont été envoyés à l'hôpital. Tous les autres, étant inoffensifs, ont continué à fréquenter l'école.

III. — **TRAITEMENT.**

Cet essai de traitement a consisté en un petit repas supplémentaire d'une ou deux cuillerées d'huile de morue et d'une ou deux cuillerées à soupe de poudre de viande.

Voici ce que j'en disais dans ma communication à l'Académie de médecine en juin 1904 :

« ... Nous n'avons pas l'illusion de croire que le petit repas supplémentaire de poudre de viande et d'huile de foie de morue que nous donnons à nos enfants soit l'idéal du traitement. Nous faisons ce que nous pouvons, et ce que nous faisons est un pis-aller, pas davantage. »

Je ne me dissimule pas non plus que ce traitement, *a priori* insuffisant, n'a pas été conduit aussi loin qu'il aurait pu l'être.

Dans les familles, avec une mère intelligente et attentive, avec une accoutumance progressive et bien réglée, on obtient que les enfants supportent de grandes doses d'huile de foie de morue.

Pour atteindre ce résultat, il faut répartir presque toujours l'huile de foie de morue en cinq ou six doses au cours de la journée, en la donnant surtout avant les repas et avant le sommeil. A l'école, rien de semblable n'est possible. L'enfant arrive à huit heures ayant déjà mangé sa soupe et en pleine digestion. Ce n'est qu'à 10 heures qu'on peut lui donner l'huile de morue et la poudre de viande. Puis l'enfant déjeune dans sa famille à midi et quitte l'école à 4 heures.

Naturellement il retrouve chez lui les mauvaises conditions d'habitat et de misère, sans parler de la contagion, qui sont les causes de sa maladie, et l'entretiennent, quoi qu'on fasse.

Dans ces conditions détestables, il n'est pas surprenant que les résultats obtenus aient été peu favorables.

L'examen des enfants, soumis pendant plus de deux ans à ce traitement, a été fait aux mois de mai et juin derniers aussi rigoureusement que possible, par mes élèves et moi conjointement. Presque tous mes collaborateurs étaient réunis, et les chiffres qui suivent sont le résultat de notre étude commune :

Nombre d'enfants : Garçons et Filles.   103

Aggravés......	Filles............... 3 Garçons........... 17	}	20
Améliorés	Filles............... 22 Garçons........... 14	}	36
Stationnaires..	Filles............... 34 Garçons........... 13	}	47

Quoique le nombre des enfants dont l'état s'est aggravé soit relativement plus faible que celui des enfants restés stationnaires ou améliorés, nous sommes d'accord, mes collaborateurs et moi, pour reconnaître l'insuffisance du traitement et son échec.

Il s'agissait, en effet, d'obtenir des guérisons ou au moins des améliorations sérieuses. Or, celles-ci nous ont paru presque insignifiantes et telles que le temps seul les produit souvent sans aucun traitement.

Un fait digne de remarque : les enfants dont les lésions sont restées stationnaires ont augmenté de poids et de taille à peu près dans la proportion physiologique; par exemple, en deux ans et demi, la petite B... Solange a gagné 5 k. 750 grammes. Elle a neuf ans. De même pour les enfants notés améliorés.

Au contraire, ceux qui, de la première ont passé à la seconde et troisième étape, telle la petite B... Henriette, âgée de onze ans, augmentent aussi de poids, mais très faiblement. L'enfant dont je viens de parler n'a gagné, en deux ans, que 1 k. 550; elle aurait dû prendre 5 ou 6 kilogr.

Enfin, la seule enfant très améliorée, presque guérie, G... Alice, âgée de dix ans, a dépassé la normale (6 k. 250) du 22 mars 1904 jusqu'au 12 juin 1906.

Que deviendront tous ces enfants, si le traitement dont nous venons de constater l'insuffisance est poursuivi pendant toute la période scolaire ?

Que deviendront surtout les enfants, beaucoup plus nombreux, qui ne sont soumis à aucun traitement et à aucune surveillance ?

Nous ne pouvons le dire avec certitude. Nous croyons, toutefois, rester dans la vérité en affirmant que la majorité de ces tuberculoses ne guérira pas; au contraire, puisque le tableau qui précède nous montre que, parmi les enfants traités, et malgré le traitement, 20 enfants sur 103 se sont aggravés et ont passé de la première à la deuxième et troisième étape, et que la moitié environ, soit 47, sont restés stationnaires.

Dans son rapport au Congrès international de 1905, M. Marfan dit que la mortalité par tuberculose, « à peu près nulle pendant les trois premiers mois de la vie, augmente ensuite progressivement; la progression est lente de trois mois à un an; plus rapide de un à deux ans, et un premier maximum est atteint de deux à quatre ans; après quatre ans, la mortalité par tuberculose diminue; elle est très faible de six à douze ans, augmente à partir de la puberté et c'est de dix-huit à trente-cinq ans qu'elle est la plus forte. »

D'accord avec ces données de l'observation, les expériences récentes de MM. Behring, Calmette et Vallé tendent à démontrer que la tuberculose ganglio-pulmonaire est presque toujours d'origine intestinale, que cette tuberculose sommeille, pendant l'enfance, puis qu'elle éclate à la puberté.

Déjà les médecins militaires, et notamment M. Kelsch, avaient affirmé l'extrême fréquence des tuberculoses latentes apportées dans l'armée par les conscrits.

Enfin, le Congrès international de 1905, dans la troisième section (Préservation et assistance de l'enfant), a adopté des vœux protecteurs de l'enfance, en les faisant précéder des considérants suivants :

« Le Congrès considérant :
« Que la tuberculose, maladie contagieuse, est presque toujours contractée par le petit enfant au foyer familial contaminé;
« Que la tuberculose de l'adulte est le plus souvent une tuberculose de l'enfance restée latente et méconnue;
« Que, en conséquence, la préservation de l'enfance est le moyen le plus précieux et le plus efficace de combattre la tuberculose, maladie sociale... »

De toutes ces données, confirmées par le Congrès récent de La Haye, il ressort : *que le meilleur moyen de combattre la tuberculose de l'adulte, c'est de la dépister chez l'enfant, pendant cette longue période de la vie scolaire qui, de six à dix-huit ans, donne le minimum de mortalité.*

La tuberculose tenue en échec par la croissance est, en effet, plus facilement curable à cette période de la vie, puisque, maintes fois, elle guérit spontanément et laisse dans nos tissus des traces inoffensives que le hasard de l'autopsie révèlera plus tard.

Ces faits nous conduisent aux conclusions suivantes :

IV. — CONCLUSIONS.

Si la tuberculose ganglio-pulmonaire de l'enfant est curable, *ce que nous croyons fermement,* il faut pour la guérir :

1° La reconnaître à son extrême début par un examen de *dépistage* qui permette, en dissociant les signes physiques, de diagnostiquer les première, seconde et troisième étapes qui précèdent la première période classique. C'est dans cette phase de germination que la tuberculose offre le plus de chances de guérison.

2° Ne pas compter sur le traitement fait à l'école par l'addition d'un repas supplémentaire. Il améliore à peine la situation de quelques enfants, laisse la grande majorité stationnaire et n'empêche pas quelques-uns de devenir plus gravement malades.

3° Faire un effort plus sérieux et plus prolongé, effort que les parents sont incapables d'accomplir avec leurs seules ressources. Il convient donc de leur venir en aide, si on veut combattre la tuberculose à son origine et chez l'enfant.

Seul, le Conseil municipal de Paris peut le faire utilement.

Deux méthodes s'offrent à son choix :

1° Le placement des enfants atteints de tuberculose *légère et fermée* dans des familles de campagne qui seraient prévenues que l'enfant est malade, quoique non contagionnant, et qui recevraient une mensualité suffisante pour assurer le traitement hygiéno-diététique, l'aération continue et la suralimentation.

L'enfant suivrait les cours de l'école communale et les exercices de cette école dans la mesure où le médecin chargé de sa surveillance le permettrait.

Cette surveillance devrait s'exercer surtout en vue de prévoir le moment où le bacille, mis en liberté, rend l'enfant contagionnant. Il faudrait, en effet, prévenir ce moment pour ne pas contaminer la famille nourricière.

Ce danger de contamination est la grande objection à cette méthode du placement familial. Objection capitale! En effet, il est presque impossible, même à un médecin très attentif, de savoir le moment où les bacilles vont être éliminés. Il peut se produire des surprises qui déjouent tous les pronostics.

2° Pour ce motif et aussi pour assurer un traitement meilleur, mes collaborateurs et moi, nous préférons la seconde méthode qu'on pourrait essayer, pendant quelques années, sur un petit nombre d'enfants. On l'étendrait ensuite, si les résultats étaient favorables. Les enfants reconnus malades seraient placés, à la campagne, dans un sanatorium-école, où ils continueraient leurs études, sous la surveillance étroite d'un médecin. Celui-ci, véritable médecin de sanatorium, réglerait, non seulement l'aération et l'alimentation nécessaires à la cure, mais aussi les heures de travail, de récréation, de gymnastique, etc.

Dans deux ou trois ans, nous saurions à quoi nous en tenir sur les effets produits.

Deux écoles suburbaines, une de garçons, une de filles, suffiraient pour cet essai.

On les appellerait, si l'on veut, *Ecoles de plein air*.

Elles seraient un internat de cure pour les enfants bacillifères.

Il appartient au Conseil municipal de Paris, si éclairé et si humain, de tenter le salut des enfants malades de nos écoles, pépinière inépuisable des tuberculeux adultes, incurables.

Cette *assistance préventive* de l'enfance, outre qu'elle serait le meilleur emploi de nos finances, épargnerait beaucoup de vies humaines.

PARIS
IMPRIMERIE JEAN GAINCHE
15, rue de Verneuil, 15

www.ingramcontent.com/pod-product-compliance
Ingram Content Group UK Ltd.
Pitfield, Milton Keynes, MK11 3LW, UK
UKHW020206080726
13614UKWH00006B/2643